LE MASSAGE

est une pratique thérapeutique millénaire qui consiste à exercer une pression sur les tissus du corps, tels que les muscles, les tendons, les ligaments et la peau, en utilisant des mouvements de friction, de pression et de pétrissage. Le massage est souvent utilisé pour soulager la douleur, la tension musculaire, le stress, l'anxiété et la fatigue, ainsi que pour améliorer la circulation sanguine, la souplesse, la mobilité et la posture.

Le massage peut être pratiqué par des professionnels qualifiés tels que des massothérapeutes, des kinésithérapeutes ou des thérapeutes en médecine alternative, ainsi que par des amis et des membres de la famille. Il existe de nombreuses techniques de massage, chacune avec ses propres caractéristiques, avantages et utilisations spécifiques.

Parmi les techniques de massage les plus courantes, on peut citer :

- Le massage suédois : il s'agit d'une technique de massage classique qui combine des mouvements doux et lents avec des mouvements plus rapides et plus énergiques, ainsi que des étirements et des frictions pour stimuler la circulation sanguine et lymphatique, relâcher les muscles tendus et améliorer la relaxation.

- Le massage des tissue : cette technique de massage utilise une pression plus intense et plus profonde pour cibler les muscles et les tissus conjonctifs profonds, afin de soulager la douleur chronique, la tension et les adhérences.

- Le massage shiatsu : cette technique de massage originaire du Japon utilise des pressions digitales sur des points spécifiques du corps pour activer le système énergétique du corps, soulager la douleur et améliorer la santé globale.

- Le massage thaïlandais : cette technique de massage traditionnel thaïlandais utilise des étirements, des pressions et des mouvements rythmiques pour stimuler la circulation sanguine et lymphatique, relâcher les muscles tendus et améliorer la souplesse et la mobilité.

Le massage peut être bénéfique pour une variété de conditions, notamment :

- Les douleurs musculaires et articulaires : le massage peut aider à soulager la douleur, la tension et l'inflammation dans les muscles et les articulations, en améliorant la circulation sanguine et en libérant les endorphines.

- Le stress et l'anxiété : le massage peut aider à réduire les niveaux de stress et d'anxiété en favorisant la relaxation et en abaissant les niveaux de cortisol, l'hormone du stress.

- Les maux de tête et les migraines : le massage peut aider à soulager les tensions dans les muscles du cou et de la tête qui peuvent causer des maux de tête et des migraines.

- Les troubles du sommeil : le massage peut aider à améliorer la qualité du sommeil en souffrant du stress et de l'anxiété et en favorisant la relaxation.

Cependant, le massage n'est pas recommandé dans certaines situations, telles que :

- Les infections de la peau, les fractures, les brûlures et les plaies ouvertes.
- Les problèmes cardiaques, la pression artérielle élevée et les troubles sanguins.
- Les maladies contagieuses ou les cancers

En plus des techniques de massage traditionnelles, il existe également de nouvelles technologies qui peuvent aider à améliorer les effets du massage, telles que les appareils de massage électriques, les appareils de massage par vibration et les appareils de massage à air comprimé. Ces appareils peuvent être utilisés pour cibler des zones spécifiques du corps, améliorer la circulation sanguine et réduire la douleur et la tension musculaire.

Il est important de choisir une technique de massage qui convient à vos besoins individuels et de consulter un professionnel de la santé avant de commencer tout type de traitement. Que vous choisissiez une technique de massage traditionnelle ou que vous optiez pour une nouvelle technologie de massage, le massage peut être un moyen efficace et agréable de prendre soin de votre corps et de favoriser votre bien-être global.

Il est important de parler à un professionnel de la santé avant de recevoir un massage si vous avez des conditions médicales sous-jacentes ou si vous prenez des médicaments. De plus, il est important de s'assurer que le masseur est qualifié et possède une formation et une expérience adéquates.

Le massage peut être pratiqué dans un cadre professionnel, tel qu'un salon de massage ou un cabinet de médecine alternative, ou à domicile. Il est important de s'assurer que l'environnement est confortable, propre et sûr, et que le matériel utilisé est stérile et de qualité.

Le massage peut être une expérience relaxante et thérapeutique, mais il est important de se rappeler que chacun réagit différemment à la pression et aux techniques de massage. Si vous ressentez de la douleur, de l'inconfort ou si vous n'êtes pas satisfait de l'expérience, il est important d'en parler immédiatement avec le masseur ou de mettre fin à la séance.

En résumé, le massage est une pratique thérapeutique qui peut offrir de nombreux avantages pour la santé, tels que la réduction du stress, la relaxation des muscles et la stimulation de la circulation sanguine. Cependant, il est important de discuter avec un professionnel de la santé avant de recevoir un massage et de choisir un masseur qualifié pour garantir une expérience sûre et efficace.

Techniques millénaires .

Les techniques millénaires sont des pratiques anciennes qui ont été transmises de génération en génération, souvent depuis des milliers d'années. Ces techniques ont été développées dans diverses cultures et régions du monde et ont été utilisées à des fins médicales, spirituelles et thérapeutiques.

Parmi les techniques millénaires les plus connues, on peut citer :

- L'acupuncture : cette pratique traditionnelle chinoise consiste à insérer de fines aiguilles dans la peau à des points précis du corps pour favoriser la circulation d'énergie et soulager la douleur, le stress et les troubles physiques et mentaux.

- La médecine ayurvédique : cette pratique indienne vieille de plus de 5000 ans utilise des herbes, des huiles essentielles, des massages et des techniques de respiration pour équilibrer les doshas, ou les forces vitales, dans le corps et favoriser la guérison naturelle.

- Le yoga : cette pratique indienne vieille de plus de 5000 ans combine des postures physiques, des techniques de respiration et de méditation pour améliorer la santé physique, mentale et spirituelle.

- Le tai-chi : cette pratique chinoise ancienne de plus de 1000 ans utilise des mouvements lents et fluides pour favoriser la circulation sanguine et lymphatique, renforcer les muscles et les articulations, et améliorer l'équilibre et la souplesse.

- La médecine traditionnelle chinoise : cette pratique millénaire utilise des herbes, des massages, des exercices physiques et des techniques de respiration pour équilibrer le qi, ou l'énergie vitale, dans le corps et traiter une variété de troubles physiques et mentaux.

Ces techniques millénaires ont résisté à l'épreuve du temps et continuent d'être utilisées dans le monde moderne pour leur efficacité et leurs avantages pour la santé. Les praticiens de ces techniques ont souvent une formation et une expérience spéciales pour garantir des résultats sûrs et efficaces.

Cependant, il est important de noter que ces techniques ne sont pas toujours adaptées à tout le monde. Certaines conditions médicales sous-jacentes peuvent nécessiter une approche plus conventionnelle de la santé et il est important de discuter avec un professionnel de la santé avant d'essayer ces techniques.

En résumé, les techniques millénaires sont des pratiques anciennes qui ont été utilisées pendant des milliers d'années pour améliorer la santé physique, mentale et spirituelle. Ces techniques, telles que l'acupuncture, la médecine ayurvédique, le yoga, le tai-chi et la médecine traditionnelle chinoise, demeurent d'être utilisées dans le monde moderne en raison de leur efficacité et de leurs avantages pour la santé. Cependant, il est important de discuter avec un professionnel de la santé avant d'essayer ces techniques pour s'assurer qu'elles sont adaptées à vos besoins et à votre état de santé.

Les effets salutaires.

Les techniques millénaires, telles que l'acupuncture, la médecine ayurvédique, le yoga, le tai-chi et la médecine traditionnelle chinoise, sont connues pour leurs effets bénéfiques pour la santé physique, mentale et spirituelle. Voici quelques-uns des effets salutaires associés à ces techniques :

- Réduction du stress : de nombreuses techniques millénaires, telles que le yoga, le tai-chi et la méditation, sont connues pour leur capacité à réduire les niveaux de stress et d'anxiété. Ces pratiques peuvent aider à calmer l'esprit, à soulager la tension et à favoriser la relaxation.

- Amélioration de la santé mentale : des études ont montré que des techniques telles que la méditation et le yoga peuvent aider à réduire les symptômes de dépression, d'anxiété et de troubles de l'humeur. Ces pratiques peuvent également améliorer la qualité du sommeil et favoriser un état d'esprit plus positif.

- Soulagement de la douleur : l'acupuncture et la médecine traditionnelle chinoise ont été utilisées depuis des milliers d'années pour soulager la douleur. Des études ont montré que l'acupuncture peut être efficace pour traiter les douleurs chroniques, telles que les maux de dos, les douleurs articulaires et les migraines.

- Amélioration de la santé physique : des techniques telles que le tai-chi et le yoga peuvent aider à améliorer la flexibilité, la force musculaire et l'équilibre. Ces pratiques peuvent également aider à prévenir les maladies chroniques telles que les maladies cardiaques, le diabète et l'obésité.

- Équilibre des énergies : la médecine ayurvédique et la médecine traditionnelle chinoise sont basées sur le concept d'équilibre des énergies dans le corps. Ces pratiques peuvent aider à rétablir l'équilibre des doshas ou du qi dans le corps, ce qui peut favoriser la guérison et la santé globale.

- Amélioration de la qualité de vie : de nombreuses techniques millénaires ont été associées à une amélioration de la qualité de vie. Ces pratiques peuvent aider à augmenter la conscience de soi, à promouvoir la croissance personnelle et à favoriser un mode de vie sain et équilibré.

En résumé, les techniques millénaires ont de nombreux effets salutaires pour la santé physique, mentale et spirituelle. Ces pratiques peuvent aider à réduire le stress, à améliorer la santé mentale, à soulager la douleur, à améliorer la santé physique, à équilibrer les énergies dans le corps et à améliorer la qualité de vie globale. Il est important de discuter avec un professionnel de la santé avant d'essayer ces techniques pour s'assurer qu'elles sont adaptées à vos besoins et à votre état de santé.

Une arme de beauté.

Le massage est souvent considéré comme une arme de beauté, car il peut aider à améliorer l'apparence de la peau, à prévenir les signes de vieillissement et à favoriser un teint plus clair et plus radieux. Voici quelques-uns des effets salutaires du massage pour la beauté :

- Amélioration de la circulation sanguine : le massage peut aider à stimuler la circulation sanguine dans la peau, ce qui peut aider à fournir des nutriments essentiels aux cellules de la peau et à éliminer les toxines. Cela peut aider à améliorer l'apparence de la peau et à réduire l'apparence des cernes et des poches sous les yeux.

- Réduction de la tension musculaire : le massage peut aider à réduire la tension musculaire dans le visage et le cou, ce qui peut aider à prévenir les manèges et les ridules. En détendant les muscles faciaux, le massage peut aider à lisser les rides et à améliorer l'apparence de la peau.

- Hydratation de la peau : le massage peut aider à stimuler la production de sébum dans la peau, ce qui peut aider à hydrater la peau et à prévenir la sécheresse et la desquamation. Cela peut aider à donner un aspect plus frais et plus éclatant à la peau.

- Réduction du stress : le massage peut aider à réduire les niveaux de stress et d'anxiété, ce qui peut contribuer à améliorer l'apparence de la peau. Le stress peut contribuer à l'apparition de problèmes de peau tels que l'acné, l'eczéma et le psoriasis, et en recevant le stress, le massage peut aider à prévenir ces problèmes.

- Promotion de la relaxation : le massage peut aider à promouvoir la relaxation et la détente, ce qui peut aider à améliorer l'apparence de la peau en diminuant la tension musculaire et en améliorant la circulation sanguine.

En résumé, le massage peut être une arme de beauté efficace en amélioré l'apparence de la peau, en prévenant les signes de vieillissement, en favorisant un teint plus clair et plus radieux, en nécessitant la tension musculaire, en hydratant la peau, en accueillir le stress et favoriser la relaxation. Il est important de consulter un professionnel qualifié pour recevoir un massage facial ou corporel adapté à vos besoins et à votre type de peau.

Source de détente .

Le massage est souvent considéré comme une source de détente car il peut aider à réduire la tension musculaire, à soulager le stress et à favoriser la relaxation. Voici quelques-uns des effets salutaires du massage pour la détente :

- Réduction de la tension musculaire : le massage peut aider à réduire la tension musculaire en relaxant les nœuds et les adhérences dans les muscles. Cela peut aider à soulager la douleur, la fatigue et le raideur musculaire, ce qui peut favoriser la détente et la relaxation.

- Réduction du stress : le massage peut aider à réduire les niveaux de stress en abaissant les niveaux de cortisol, l'hormone du stress, et en augmentant les niveaux d'endorphines, les hormones du bonheur. Cela peut aider à calmer l'esprit, à réduire l'anxiété et à favoriser la relaxation.

- Favorisation de la relaxation : le massage peut aider à favoriser la relaxation en stimulant le système parasympathique, qui est responsable de la relaxation et de la récupération. Cela peut aider à ralentir la fréquence cardiaque, à abaisser la pression artérielle et à favoriser la respiration profonde et lente.

- Amélioration de la qualité du sommeil : le massage peut aider à améliorer la qualité du sommeil en souffrant du stress et de l'anxiété et en favorisant la relaxation. Cela peut aider à favoriser un sommeil plus profond et plus réparateur.

- Amélioration de l'humeur : le massage peut aider à améliorer l'humeur en augmentant les niveaux d'endorphines, les hormones du bonheur, et en bénéficiant les niveaux de cortisol, l'hormone du stress. Cela peut aider à promouvoir un état d'esprit plus positif et à réduire les symptômes de dépression et d'anxiété.

En résumé, le massage peut être une source de détente efficace en provoquant la tension musculaire, en soulageant le stress, en favorisant la relaxation, en diminuant la qualité du sommeil et en diminuant l'humeur. Il est important de consulter un professionnel qualifié pour recevoir un massage adapté à vos besoins et à votre état de santé

Il existe plusieurs types de massage qui peuvent être adaptés à vos besoins spécifiques. Voici quelques exemples :

- Le massage suédois : cette technique de massage utilise des mouvements de glissement, de pétrissage, de frictions et de tapotement pour améliorer la circulation sanguine, réduire la tension musculaire et favoriser la relaxation.

- Le massage des tissus profonds : cette technique de massage utilise une pression plus ferme et plus ciblée pour atteindre les tissus musculaires profonds et réduire les tensions et les douleurs musculaires.

- Le massage sportif : cette technique de massage est conçue pour les sportifs et les personnes actives. Elle utilise une combinaison de mouvements de massage suédois et de tissus profonds pour améliorer la performance, réduire les douleurs et les blessures et favoriser la récupération.

- Le massage thaï : cette technique de massage utilise des mouvements d'étirement, de compression et de pression pour améliorer la circulation sanguine, réduire la tension musculaire et favoriser la souplesse.

- Le massage shiatsu : cette technique de massage est basée sur la médecine traditionnelle chinoise et utilise des pressions des doigts, des paumes et des coudes pour stimuler les points d'acupuncture et favoriser la circulation de l'énergie dans le corps.

En résumé, le massage peut être une source de détente efficace en utilisant des techniques de massage spécifiques pour réduire la tension musculaire, soulager le stress, favoriser la relaxation, améliorer la qualité du sommeil et l'humeur. Il est important de consulter un professionnel qualifié pour recevoir un massage adapté à vos besoins et à votre état de santé.

Le massage amaigrissant.

Il est important de noter que le massage n'est pas une méthode de perte de poids directe, mais il peut aider à soutenir la perte de poids et à réduire la cellulite. Le massage amaigrissant est une technique de massage spécifique qui utilise des mouvements et des pressions pour stimuler la circulation sanguine et lymphatique, déloger la graisse sous-cutanée et améliorer la texture de la peau. Voici quelques-uns des effets salutaires du massage amaigrissant :

- Réduction de la cellulite : le massage amaigrissant peut aider à réduire l'apparence de la cellulite en stimulant la circulation sanguine et lymphatique, en délogeant les dépôts graisseux et en diminuant la texture de la peau.

- Amélioration de la circulation sanguine et lymphatique : le massage amaigrissant peut aider à stimuler la circulation sanguine et lymphatique, ce qui peut aider à éliminer les toxines et à améliorer la fonction de l'organisme.

- Réduction de la rétention d'eau : le massage amaigrissant peut aider à réduire la rétention d'eau en favorisant le drainage lymphatique, en éliminant les toxines et en améliorant la circulation sanguine.

- Réduction de la tension musculaire : le massage amaigrissant peut aider à réduire la tension musculaire en relâchant les nœuds et les adhérences dans les muscles. Cela peut aider à soulager la douleur, la fatigue et le raideur musculaire, ce qui peut favoriser la détente et la relaxation.

- Amélioration de la digestion : le massage amaigrissant peut aider à améliorer la digestion en stimulant la circulation sanguine et lymphatique, en améliorant la tension musculaire et en favorisant la relaxation.

Il est important de noter que le massage amaigrissant ne doit pas être considéré comme une méthode de perte de poids directe. Pour perdre du poids de manière durable et saine, il est important de suivre une alimentation équilibrée et de faire de l'exercice régulièrement. Le massage amaigrissant peut aider à soutenir les efforts de perte de poids en favorisant l'apparence de la cellulite, en favorisant la circulation sanguine et lymphatique, en nécessitant la rétention d'eau, en favorisant la tension musculaire et en diminuant la digestion. Il est important de consulter un professionnel qualifié pour recevoir un massage adapté à vos besoins et à votre état de santé.

La cellulite, problème essentiellement féminin.

La cellulite est un problème essentiellement féminin, car elle est principalement causée par des facteurs hormonaux. La cellulite est une accumulation de graisse sous la peau qui donne une apparence bosselée et irrégulière à la peau, généralement sur les cuisses, les fesses et l'abdomen. Voici quelques-uns des facteurs qui contribuent à la formation de la cellulite chez les femmes :

- Hormones : les hormones féminines, en particulier l'œstrogène, jouent un rôle clé dans la formation de la cellulite. L'œstrogène peut favoriser la formation de la graisse et altérer la circulation sanguine, ce qui peut contribuer à la formation de la cellulite.

- Génétique : la cellulite est également une composante génétique, ce qui signifie que certaines femmes sont plus prédisposées à développer la cellulite que d'autres.

- Alimentation : une alimentation riche en graisses saturées, en sucres et en sel peut contribuer à la formation de la cellulite. Les aliments transformés, les viandes rouges, les produits laitiers gras et les aliments riches en sodium peuvent tous contribuer à la formation de la cellulite.

- Mode de vie sédentaire : un mode de vie sédentaire, avec peu ou pas d'exercice, peut contribuer à la formation de la cellulite. Le manque d'activité physique peut altérer la circulation sanguine et lymphatique, ce qui peut favoriser la formation de la cellulite.

- Tabagisme : le tabagisme peut contribuer à la formation de la cellulite en altérant la circulation sanguine et en nécessitant l'apport d'oxygène aux cellules de la peau.

Bien que la cellulite ne soit pas dangereuse pour la santé, elle peut être une source de complexe et de gêne pour certaines femmes. Le massage, en particulier le massage amaigrissant, peut aider à réduire l'apparence de la cellulite en stimulant la circulation sanguine et lymphatique, en délogeant les dépôts graisseux et en diminuant la texture de la peau. Les changements de mode de vie tels que l'alimentation saine, l'exercice régulier et l'arrêt du tabagisme peuvent également aider à réduire l'apparence de la cellulite.

Le massage qui tonifie et raffermit.

Le massage peut aider à tonifier et raffermir le corps en stimulant la circulation sanguine et lymphatique, en nécessitant la tension musculaire et en favorisant la formation de collagène et d'élastine, qui sont essentiels pour une peau ferme et tonique. Voici quelques-uns des effets salutaires du massage pour tonifier et raffermir le corps :

- Amélioration de la circulation sanguine et lymphatique : le massage peut aider à stimuler la circulation sanguine et lymphatique, ce qui peut favoriser l'apport de nutriments essentiels aux cellules de la peau et éliminer les toxines. Cela peut aider à améliorer l'apparence de la peau et à prévenir la formation de cellulite.

- Réduction de la tension musculaire : le massage peut aider à réduire la tension musculaire en relaxant les nœuds et les adhérences dans les muscles. Cela peut aider à améliorer la posture et à renforcer les muscles, ce qui peut contribuer à tonifier le corps.

- Favorisation de la formation de collagène et d'élastine : le massage peut aider à favoriser la formation de collagène et d'élastine, qui sont essentiels pour une peau ferme et tonique. Cela peut aider à améliorer l'apparence de la peau et à prévenir la flaccidité.

- Amélioration de l'élasticité de la peau : le massage peut aider à améliorer l'élasticité de la peau en améliorant la circulation sanguine et en favorisant la formation de collagène et d'élastine. Cela peut aider à prévenir la flaccidité et à maintenir une peau ferme et tonique.

- Renforcement des muscles : le massage peut aider à renforcer les muscles en développant la tension musculaire et en améliorant la circulation sanguine. Cela peut aider à améliorer la posture et à tonifier le corps.

Il existe plusieurs types de massage qui peuvent aider à tonifier et raffermir le corps. Le massage suédois et le massage des tissus profonds peuvent aider à renforcer les muscles et à améliorer la posture, tandis que le massage lymphatique peut aider à activer la circulation lymphatique pour éliminer les toxines. En résumé, le massage peut aider à tonifier et raffermir le corps en stimulant la circulation sanguine et lymphatique, en stimulant la tension musculaire, en favorisant la formation de collagène et d'élastine et en renforçant les muscles. Il est important de consulter un professionnel qualifié pour recevoir un massage adapté à vos besoins et à votre état de santé.

Pour activer la circulation.

Le massage peut aider à activer la circulation sanguine en stimulant le flux sanguin vers les tissus et les organes du corps. Une circulation sanguine saine est essentielle pour fournir de l'oxygène et des nutriments aux cellules du corps et pour éliminer les déchets métalliques. Voici quelques-uns des effets salutaires du massage pour activer la circulation sanguine :

- Stimuler la vasodilatation : le massage peut aider à stimuler la vasodilatation, c'est-à-dire l'élargissement des vaisseaux sanguins. Cela peut aider à augmenter le flux sanguin vers les tissus et les organes, ce qui peut favoriser une circulation sanguine saine.

- Augmenter le flux lymphatique : le massage peut également aider à augmenter le flux lymphatique, ce qui peut aider à éliminer les toxines et les déchets métaboliques du corps.

- Réduire la pression artérielle : le massage peut aider à réduire la pression artérielle en accentuant la relaxation et en utilisant la tension musculaire. Cela peut aider à favoriser une circulation sanguine saine et à réduire le risque de maladies cardiovasculaires.

- Améliorer l'oxygénation : le massage peut aider à améliorer l'oxygénation des tissus en augmentant le flux sanguin et la vasodilatation. Cela peut aider à fournir de l'oxygène et des nutriments essentiels aux cellules du corps.

- Stimuler le système nerveux : le massage peut aider à stimuler le système nerveux, ce qui peut aider à augmenter la circulation sanguine et à améliorer la fonction des organes.

Il existe plusieurs types de massage qui peuvent aider à activer la circulation sanguine. Le massage suédois et le massage des tissus profonds peuvent aider à stimuler la circulation sanguine en utilisant des mouvements de pétrissage, de frictions et de tapotement. Le massage lymphatique peut aider à stimuler la circulation lymphatique pour éliminer les toxines et les déchets métaboliques du corps. En résumé, le massage peut aider à activer la circulation sanguine en stimulant la vasodilatation, en augmentant le flux lymphatique, en aggravant la pression artérielle, en diminuant l'oxygénation et en stimulant le système nerveux. Il est important de consulter un professionnel qualifié pour recevoir un massage adapté à vos besoins et à votre état de santé

Il existe également des techniques de massage spécifiques qui peuvent aider à activer la circulation sanguine dans des parties spécifiques du corps. Voici quelques exemples :

- Le massage des pieds : le massage des pieds peut aider à stimuler la circulation sanguine dans les jambes et les pieds en utilisant des mouvements de pétrissage et de pression.

- Le massage des mains : le massage des mains peut aider à stimuler la circulation sanguine dans les bras et les mains en utilisant des mouvements de pétrissage et de pression.

- Le massage facial : le massage facial peut aider à stimuler la circulation sanguine dans le visage en utilisant des mouvements de pétrissage et de pression douce.

- Le massage du dos : le massage du dos peut aider à stimuler la circulation sanguine dans le dos en utilisant des mouvements de pétrissage, de friction et de pression.

En plus du massage, il est important d'adopter un mode de vie sain pour favoriser une circulation sanguine saine. Cela peut inclure l'exercice régulier, une alimentation équilibrée, la gestion du stress et l'arrêt du tabagisme. Il est également important de boire suffisamment d'eau pour maintenir une hydratation adéquate, ce qui peut aider à favoriser une circulation sanguine saine. En résumé, le massage peut aider à activer la circulation sanguine en stimulant la vasodilatation, en augmentant le flux lymphatique, en aggravant la pression artérielle, en diminuant l'oxygénation et en stimulant le système nerveux. Il est important de consulter un professionnel qualifié pour recevoir un massage adapté à vos besoins et à votre état de santé,

Appareils de massage .

Les appareils de massage sont des outils mécaniques qui peuvent être utilisés pour offrir un massage à domicile ou dans un environnement professionnel. Ils peuvent être utilisés pour traiter une variété de problèmes de santé, y compris la douleur musculaire, la tension, le raideur, la circulation sanguine et lymphatique, et le stress. Voici quelques-uns des types les plus courants d'appareils de massage :

- Le rouleau de massage : un rouleau de massage est un cylindre en mousse ou en plastique qui peut être utilisé pour rouler sur les muscles pour aider à relâcher la tension musculaire et à améliorer la circulation sanguine et lymphatique. Les rouleaux de massage peuvent être utilisés pour masser les jambes, le dos, les épaules et d'autres parties du corps.

- Le coussin de massage : un coussin de massage est un appareil de massage qui peut être placé sur le dos, le cou ou les épaules pour aider à soulager la tension musculaire et à améliorer la circulation sanguine et lymphatique. Les coussins de massage peuvent offrir différents types de massage, y compris des vibrations, de la chaleur et des mouvements de pétrissage.

- Le masseur électrique : un masseur électrique est un appareil de massage qui utilise des vibrations ou des mouvements de pétrissage pour aider à soulager la douleur musculaire et la tension. Les masseurs électriques peuvent être utilisés sur les jambes, les bras, le dos et d'autres parties du corps.

- Le bâton de massage : un bâton de massage est un outil de massage qui peut être utilisé pour atteindre les zones difficiles à atteindre, comme le dos, les épaules et les jambes. Les bâtons de massage peuvent être utilisés pour appliquer une pression ciblée sur les muscles pour aider à soulager la douleur et la tension.

- Le tapis de massage : un tapis de massage est un tapis avec des points d'acupression qui peuvent être utilisés pour stimuler la circulation sanguine et lymphatique et soulager la douleur et la tension. Les tapis de massage peuvent être utilisés pour masser les pieds, les jambes, le dos et d'autres parties du corps.

Bien que les appareils de massage puissent être utiles pour soulager la douleur et la tension, il est important de consulter un professionnel de la santé avant d'utiliser un appareil de massage pour traiter une condition médicale. Les appareils de massage ne doivent pas être utilisés pour remplacer les soins médicaux professionnels. Il est également important de suivre les instructions d'utilisation et de sécurité de chaque appareil de massage pour éviter les blessures ou les effets secondaires indésirables.

En plus du massage et des appareils de massage, voici quelques autres conseils pour favoriser la santé et le bien-être de votre corps :

- Adoptez un mode de vie actif : l'exercice régulier peut aider à renforcer les muscles, améliorer la circulation sanguine et lymphatique, favoriser la santé cardiaque et réduire le stress. essayez de faire de l'exercice modéré à intense pendant au moins 30 minutes par jour, au moins cinq jours par semaine.

- Mangez sainement : une alimentation équilibrée riche en fruits, légumes, grains entiers, protéines maigres et graisses saines peut aider à maintenir un poids santé, à favoriser une circulation sanguine et lymphatique saine et à prévenir les maladies.

- Restez hydraté : boire suffisamment d'eau est important pour maintenir une hydratation adéquate, ce qui peut aider à favoriser une circulation sanguine et lymphatique saine et à prévenir la déshydratation.

- Évitez le tabagisme et l'alcool : le tabagisme et l'alcool peuvent contribuer à de nombreux problèmes de santé, y compris une circulation sanguine et lymphatique altérée. Évitez de fumer et limitez votre consommation d'alcool pour favoriser une santé optimale.

- Réduisez le stress : le stress peut avoir des effets sur la santé, y compris une circulation sanguine et lymphatique altérée. Essayez de réduire le stress en pratiquant la relaxation, la méditation, le yoga ou d'autres techniques de gestion du stress.

En résumé, pour favoriser la santé et le bien-être de votre corps, il est important de combiner le massage avec un mode de vie sain comprenant l'exercice régulier, une alimentation équilibrée, une hydratation adéquate, l'évitement du tabagisme et de l'alcool, la réduction du stress et la consultation d'un professionnel de la santé pour toute condition médicale.

Massage électrique instrument de détente .

Les appareils de massage électriques sont souvent utilisés comme un instrument de détente pour aider à soulager la tension musculaire et à améliorer la circulation sanguine. Les appareils de massage électriques utilisent des vibrations, des mouvements de pétrissage et d'autres techniques pour stimuler les muscles et les tissus mous. Voici quelques-uns des avantages de l'utilisation d'un appareil de massage électrique pour la détente :

- Soulagement de la tension musculaire : les appareils de massage électriques peuvent aider à soulager la tension musculaire en utilisant des vibrations et des mouvements de pétrissage pour aider à relâcher les nœuds et les adhérences dans les muscles.

• Amélioration de la circulation sanguine : les appareils de massage électriques peuvent aider à améliorer la circulation sanguine en utilisant des vibrations et des mouvements de pétrissage pour favoriser les vaisseaux sanguins et les capillaires.

• Réduction du stress : les appareils de massage électriques peuvent aider à réduire le stress en aidant à détendre les muscles et en favorisant une sensation de bien-être et de relaxation.

• Amélioration de la qualité du sommeil : les appareils de massage électriques peuvent aider à améliorer la qualité du sommeil en favorisant la relaxation et en aidant à réduire le stress.

- Soulagement de la douleur : les appareils de massage électriques peuvent aider à soulager la douleur en stimulant les terminaisons nerveuses et en favorisant la libération d'endorphines, les hormones naturelles du corps qui aident à soulager la douleur.

Il est important de choisir un appareil de massage électrique de haute qualité et de consulter un professionnel de la santé avant d'utiliser un appareil de massage électrique pour traiter une condition médicale. Les appareils de massage électriques ne doivent pas être utilisés pour remplacer les soins médicaux professionnels. Il est également important de suivre les instructions d'utilisation et de sécurité de chaque appareil de massage électrique pour éviter les blessures ou les effets secondaires indésirables. En résumé, les appareils de massage électriques peuvent être un instrument efficace de détente pour aider à soulager la tension musculaire, à améliorer la circulation sanguine, à réduire le stress, à améliorer la qualité du sommeil et à soulager la douleur.

Les appareils à bande vibrante.

Les appareils à bande vibrante sont des appareils de massage qui utilisent des vibrations pour aider à stimuler les muscles et les tissus mous. Les bandes vibrantes sont équipées de moteurs qui produisent des vibrations qui se propagent à travers la bande et sur le corps du patient. Les bandes vibrantes sont souvent utilisées pour aider à soulager la douleur musculaire, à améliorer la circulation sanguine et à stimuler les muscles.

Voici quelques-uns des avantages de l'utilisation d'un appareil à bande vibrante :

- Soulagement de la douleur : les vibrations produites par l'appareil à bande vibrante peuvent aider à soulager la douleur musculaire en stimulant les terminaisons nerveuses et en favorisant la libération d'endorphines, les hormones naturelles du corps qui aident à soulager la douleur.

- Amélioration de la circulation sanguine : les vibrations produites par l'appareil à bande vibrante peuvent aider à améliorer la circulation sanguine en stimulant les vaisseaux sanguins et les capillaires.

- Tonification musculaire : les vibrations produites par l'appareil à bande vibrante peuvent aider à stimuler les muscles et à favoriser leur tonification.

- Réduction de la cellulite : les vibrations produites par l'appareil à bande vibrante peuvent aider à réduire l'apparence de la cellulite en stimulant la circulation sanguine et lymphatique.

- Relaxation : les vibrations produites par l'appareil à bande vibrante peuvent aider à favoriser la relaxation en aidant à détendre les muscles et en favorisant une sensation de bien-être et de relaxation.

Il est important de choisir un appareil à bande vibrante de haute qualité et de consulter un professionnel de la santé avant d'utiliser un appareil à bande vibrante pour traiter une condition médicale. Les appareils à bande vibrante ne doivent pas être utilisés pour remplacer les soins médicaux professionnels. Il est également important de suivre les instructions d'utilisation et de sécurité de chaque appareil à bande vibrante pour éviter les blessures ou les effets secondaires indésirables. En résumé, les appareils à bande vibrante peuvent être un outil efficace pour aider à soulager la douleur musculaire, à améliorer la circulation sanguine, à tonifier les muscles, à réduire la cellulite et à favoriser la relaxation.

En plus des avantages mentionnés précédemment, voici d'autres avantages potentiels de l'utilisation d'un appareil à bande vibrante :

- Amélioration de la souplesse et de l'amplitude de mouvement : les vibrations produites par l'appareil à bande vibrante peuvent aider à améliorer la souplesse et l'amplitude de mouvement en stimulant les muscles et en améliorant la souplesse des tissus mous.

- Réduction de l'inflammation : les vibrations produites par l'appareil à bande vibrante peuvent aider à réduire l'inflammation en améliorant la circulation sanguine et en favorisant la libération de substances anti-inflammatoires dans le corps.

- Amélioration de la santé osseuse : les vibrations produites par l'appareil à bande vibrante peuvent aider à renforcer les os et à prévenir la perte osseuse en stimulant la production de cellules osseuses.

- Réduction de la graisse corporelle : les vibrations produites par l'appareil à bande vibrante peuvent aider à réduire la graisse corporelle en stimulant le libéré et en augmentant la dépense énergétique.

Il est important de noter que les avantages potentiels de l'utilisation d'un appareil à bande vibrante peuvent varier selon le type d'appareil utilisé, la fréquence et la durée d'utilisation, ainsi que l'état de santé général de l' utilisateur. Il est important de consulter un professionnel de la santé avant d'utiliser un appareil à bande vibrante pour traiter une condition médicale, et de suivre les instructions d'utilisation et de sécurité de chaque appareil à bande vibrante pour éviter les blessures ou les effets secondaires indésirable. En résumé, l'utilisation d'un appareil à bande vibrante peut offrir une variété d'avantages pour la santé, notamment l'amélioration de la souplesse, l'amplitude de mouvement, la réduction de l'inflammation, l'amélioration de la santé osseuse,

Une nouveauté : le massage pneumatique

Le massage pneumatique est une nouvelle technique de massage qui utilise l'air pour produire des mouvements de compression et de décompression sur les muscles et les tissus du corps. Cette technique utilise des coussins ou des manchettes pneumatiques qui sont placés autour des membres ou du corps, puis gonflés et dégonflés à intervalles réguliers pour activer la circulation sanguine et lymphatique, soulager la douleur musculaire et favoriser la relaxation.

Voici quelques-uns des avantages potentiels du massage pneumatique :

- Amélioration de la circulation sanguine : le massage pneumatique utilise des mouvements de compression et de décompression pour stimuler la circulation sanguine, ce qui peut aider à améliorer la santé cardiovasculaire et à prévenir les maladies vasculaires.

- Soulagement de la douleur musculaire : le massage pneumatique peut aider à soulager la douleur musculaire en stimulant la circulation sanguine et en favorisant la libération d'endorphines, les hormones naturelles du corps qui aident à soulager la douleur.

- Réduction de la cellulite : le massage pneumatique peut aider à réduire l'apparence de la cellulite en stimulant la circulation sanguine et lymphatique, ce qui peut aider à éliminer les toxines et les déchets du corps.

- Favorise la relaxation : le massage pneumatique peut aider à favoriser la relaxation en aidant à détendre les muscles et en favorisant une sensation de bien-être et de relaxation.

- Amélioration de la souplesse et de l'amplitude de mouvement : le massage pneumatique peut aider à améliorer la souplesse et l'amplitude de mouvement en stimulant les muscles et en augmentant la souplesse des tissus mous.

Il est important de noter que le massage pneumatique est une technique relativement nouvelle et que des recherches supplémentaires sont nécessaires pour déterminer les avantages spécifiques de cette technique de massage. Il est également important de consulter un professionnel de la santé avant d'utiliser un massage pneumatique pour traiter une condition médicale, et de suivre les instructions d'utilisation et de sécurité de chaque appareil de massage pneumatique pour éviter les blessures ou les effets secondaires indésirables . En résumé, le massage pneumatique est une nouvelle technique de massage qui peut offrir une variété d'avantages pour la santé, notamment l'amélioration de la circulation sanguine, le soulagement de la douleur musculaire, la réduction de la cellulite, la relaxation.

En plus des avantages mentionnés précédemment, voici d'autres avantages potentiels du massage pneumatique :

- Stimule la libération de toxines : le massage pneumatique peut aider à stimuler la libération de toxines et de déchets du corps en stimulant la circulation sanguine et lymphatique.

- Réduit l'inflammation : le massage pneumatique peut aider à réduire l'inflammation en stimulant la circulation sanguine et lymphatique, ce qui peut aider à réduire les douleurs et les gonflements associés à l'inflammation.

- Améliore la récupération après l'exercice : le massage pneumatique peut aider à améliorer la récupération après l'exercice en stimulant la circulation sanguine et lymphatique, ce qui peut aider à réduire les douleurs musculaires et à améliorer la récupération musculaire.

- Réduit le stress : le massage pneumatique peut aider à réduire le stress en aidant à détendre les muscles et en favorisant une sensation de bien-être et de relaxation.

- Augmente la flexibilité : le massage pneumatique peut aider à augmenter la flexibilité en stimulant les muscles et en réduire la circulation sanguine et lymphatique, ce qui peut aider à améliorer l'amplitude de mouvement et à réduire le risque de blessures.

Comme pour toute autre technique de massage, il est important de consulter un professionnel de la santé avant d'utiliser le massage pneumatique pour traiter une condition médicale, et de suivre les instructions d'utilisation et de sécurité de chaque appareil de massage pneumatique pour éviter les blessures ou les effets secondaires indésirables. En résumé, le massage pneumatique peut offrir de nombreux avantages pour la santé, notamment la stimulation de la libération de toxines, la réduction de l'inflammation, l'amélioration de la récupération après l'exercice, la réduction du stress, l'augmentation de la souplesse et bien d'autres.

Le plus agréable ; l'hydromassage .

L'hydromassage est une technique de massage qui utilise de l'eau pour produire des mouvements de pression et de massage sur les muscles et les tissus du corps. Cette technique utilise des jets d'eau pulsés et des bains à remous pour stimuler la circulation sanguine, favoriser la relaxation musculaire et soulager la douleur. L'hydromassage peut être réalisé à l'aide de baignoires, de jacuzzis, de douches à jets et de systèmes de spa portables.

Voici quelques-uns des avantages potentiels de l'hydromassage :

- Favorise la relaxation : l'hydromassage peut aider à favoriser la relaxation en aidant à détendre les muscles et en favorisant une sensation de bien-être et de relaxation.

- Soulagement de la douleur musculaire : l'hydromassage peut aider à soulager la douleur musculaire en stimulant la circulation sanguine et en favorisant la libération d'endorphines, les hormones naturelles du corps qui aident à soulager la douleur.

- Réduction du stress : l'hydromassage peut aider à réduire le stress en favorisant la relaxation et en aidant à soulager les tensions musculaires.

- Amélioration de la circulation sanguine : l'hydromassage peut aider à améliorer la circulation sanguine en stimulant les vaisseaux sanguins et en favorisant la libération des toxines et des déchets du corps.

- Amélioration de la récupération après l'exercice : l'hydromassage peut aider à améliorer la récupération après l'exercice en favorisant la relaxation musculaire et en stimulant la circulation sanguine.

Il est important de noter que l'hydromassage peut ne pas convenir à tout le monde, en particulier à ceux qui souffrent d'hypertension artérielle, de maladies cardiaques ou d'autres problèmes de santé. Il est important de consulter un professionnel de la santé avant d'utiliser l'hydromassage pour traiter une condition médicale, et de suivre les instructions d'utilisation et de sécurité de chaque système de massage hydraulique pour éviter les blessures ou les effets secondaires indésirables. En résumé, l'hydromassage peut offrir de nombreux avantages pour la santé, notamment la relaxation, le soulagement de la douleur musculaire, la réduction du stress, l'amélioration de la circulation sanguine et la récupération après l'exercice.

Voici quelques autres problèmes à considérer en ce qui concerne l'hydromassage :

- Coût : les équipements d'hydromassage, comme les jacuzzis et les baignoires à remous, peuvent être payés à l'achat et à l'entretien. Il est important de considérer le coût total avant d'investir dans un système d'hydromassage.

- Hygiène : l'hydromassage peut poser des problèmes d'hygiène, en particulier dans les piscines publiques et les installations de spa où de nombreux utilisateurs peuvent utiliser le même équipement. Il est important de nettoyer et de désinfecter correctement les équipements d'hydromassage pour éviter la propagation des bactéries et des virus.

- Effets secondaires indésirables : certaines personnes peuvent éprouver des effets secondaires indésirables, tels que des éruptions cutanées, des irritations ou des infections, en utilisant l'hydromassage. Il est important de consulter un professionnel de la santé si vous éprouvez des effets secondaires indésirables.

- Utilisation excessive : l'hydromassage peut être bénéfique en petite quantité, mais une utilisation excessive peut entraîner des effets indésirables, tels que la déshydratation ou la fatigue musculaire. Il est important de suivre les instructions d'utilisation et de ne pas utiliser l'hydromassage plus que ce qui est recommandé.

En résumé, l'hydromassage peut offrir de nombreux avantages pour la santé, mais il est important de considérer les problèmes potentiels, tels que le coût, l'hygiène, les effets secondaires indésirables et l'utilisation excessive. Il est également important de consulter un professionnel de la santé avant d'utiliser l'hydromassage pour traiter une condition médicale, et de suivre les instructions d'utilisation et de sécurité de chaque équipement d'hydromassage pour éviter les blessures ou les effets secondaires indésirables .

Faire provision d'oxygène.

Le massage peut aider à améliorer la respiration et à favoriser l'apport en oxygène dans le corps. Lorsqu'un muscle est tendu ou douloureux, il peut limiter la respiration et limiter la capacité pulmonaire. Le massage peut aider à détendre les muscles tendus et à soulager les douleurs musculaires, ce qui peut améliorer la respiration et favoriser l'apport en oxygène dans le corps.

En outre, le massage peut aider à stimuler la circulation sanguine et lymphatique, ce qui peut aider à augmenter la quantité d'oxygène et de nutriments qui dépassent les cellules et les tissus du corps. Cela peut aider à améliorer la santé globale et à favoriser la guérison des blessures et des maladies.

Il est important de noter que le massage ne doit pas être utilisé comme traitement unique pour les problèmes de respiration ou pour les conditions médicales graves, telles que l'asthme ou l'insuffisance respiratoire. Si vous éprouvez des problèmes de respiration, il est important de consulter un professionnel de la santé pour déterminer la cause sous-jacente et élaborer un plan de traitement approprié.

En résumé, le massage peut aider à améliorer la respiration et à favoriser l'apport en oxygène dans le corps en déétendant les muscles tendus et en stimulant la circulation sanguine et lymphatique. Cependant, il est important de consulter un professionnel de la santé pour toute condition médicale ou pour tout problème de respiration grave, et de suivre les instructions d'utilisation et de sécurité de chaque technique de massage pour éviter les blessures ou les effets secondaires indésirables.

Voici quelques autres méthodes qui peuvent aider à augmenter la quantité d'oxygène dans le corps :

- Respiration profonde : La respiration profonde est une technique simple qui peut aider à augmenter la quantité d'oxygène dans le corps. Pour cela, il suffit de s'asseoir confortablement, de prendre une grande inspiration par le nez en gonflant le ventre, de maintenir la respiration pendant quelques secondes, puis d'expirer lentement par la bouche. Cette technique peut être répétée plusieurs fois pour aider à augmenter la quantité d'oxygène dans le corps.

- Activité physique : L'activité physique peut aider à augmenter la quantité d'oxygène dans le corps en stimulant la circulation sanguine et en renforçant la capacité pulmonaire. Des exercices aérobiques, tels que la marche, la course, la natation ou le cyclisme, peuvent aider à augmenter la quantité d'oxygène dans le corps et à améliorer la santé cardiovasculaire.

- Thérapie d'oxygène : La thérapie d'oxygène est une technique médicale qui consiste à fournir de l'oxygène supplémentaire au corps à l'aide d'un masque nasal, d'un cathéter ou d'un réservoir d'oxygène. Cette technique peut aider à traiter les conditions médicales qui limitent la capacité pulmonaire et la quantité d'oxygène dans le corps.

- Alimentation saine : Une alimentation saine et équilibrée peut aider à augmenter la quantité d'oxygène dans le corps en fournissant les nutriments nécessaires pour améliorer la santé cardiovasculaire et respiratoire. Les aliments riches en fer, en vitamine C et en antioxydants peuvent aider à améliorer la production et la circulation de l'oxygène dans le corps.

En résumé, la respiration profonde, l'activité physique, la thérapie d'oxygène et une alimentation saine sont des méthodes supplémentaires qui peuvent aider à augmenter la quantité d'oxygène dans le corps. Il est important de consulter un professionnel de la santé avant d'utiliser toute technique ou méthode pour augmenter la quantité d'oxygène dans le corps, en particulier pour les conditions médicales graves.

Les poisons que nous absorbons.

Il est vrai que nous pouvons absorber des poisons à partir de notre environnement, de notre alimentation, de l'air que nous respirons, de l'eau que nous buvons et même de certains produits de soins personnels et ménagers que nous utilisons. Les poisons peuvent causer des problèmes de santé à court et à long terme, y compris des symptômes tels que des maux de tête, des nausées, de la fatigue, des troubles respiratoires, des problèmes de peau, des troubles du sommeil et des maladies chroniques telles que le cancer.

Voici quelques exemples de poisons courants qui peuvent être consommés :

- Métaux lourds : Les métaux lourds, tels que le plomb, le mercure, le cadmium et l'aluminium, peuvent être absorbés à partir de l'environnement, de l'eau potable, de l'alimentation et même des cosmétiques et produits de soins personnels. Ces poisons peuvent causer des troubles neurologiques, des troubles du système immunitaire et des problèmes de développement chez les enfants.

- Pesticides : Les pesticides sont utilisés pour tuer les insectes et les mauvaises herbes, mais ils peuvent également être consommés par l'alimentation, l'eau potable et l'environnement. Les pesticides peuvent causer des problèmes de santé à court et à long terme, y compris des nausées, des vomissements, des troubles respiratoires, des maux de tête et des cancers.

- Produits chimiques ménagers : Les produits de nettoyage, tels que les nettoyants pour le four, les nettoyants pour le sol et les désinfectants, contiennent souvent des produits chimiques toxiques qui peuvent être déversés par la peau ou inhalés. Ces poisons peuvent causer des problèmes de santé tels que des maux de tête, des nausées, des troubles respiratoires et des irritations cutanées.

- Polluants de l'air : Les polluants de l'air, tels que le monoxyde de carbone, le dioxyde de soufre et les particules fines, peuvent être inhalés à partir de l'environnement et causer des problèmes de santé tels que des troubles respiratoires, des maux de tête, des nausées et des cancers.

Il est important de prendre des mesures pour réduire l'exposition aux poisons, notamment en utilisant des produits de soins personnels et ménagers non toxiques, en éliminant des aliments biologiques et en évitant les zones contaminées. Il est également important de consulter un professionnel de la santé si vous soupçonnez une exposition à des poisons ou si vous présentez des symptômes de problèmes de santé liés aux poisons.

Respiration à quatre temps.

La respiration en quatre temps est une technique de respiration qui peut aider à réduire le stress, à favoriser la relaxation et à améliorer la concentration. Voici comment pratiquer la respiration en quatre temps :

1. Asseyez-vous confortablement et fermez les yeux. Prenez quelques respirations profondes pour vous détendre.

2. Inspirez lentement par le nez en comptant jusqu'à quatre. Gonflez votre ventre pendant que vous inspirez.

3. Retenez votre respiration pendant quatre secondes.

4. Expire lentement par la bouche pendant quatre secondes. Videz votre ventre pendant que vous expirez.

5.Faites une pause de quatre secondes avant de reprendre la respiration.

6.Répétez le cycle de quatre respirations plusieurs fois.

La respiration en quatre temps peut être pratiquée à tout moment de la journée pour aider à réduire le stress, favoriser la relaxation et améliorer la concentration. Cette technique peut être particulièrement utile avant une situation stressante, comme une présentation en public ou une entrevue d'emploi.

Il est important de noter que la respiration en quatre temps ne doit pas être utilisée comme traitement unique pour les problèmes de santé mentale ou pour les troubles de l'humeur graves. Si vous éprouvez des problèmes de santé mentale, il est important de consulter un professionnel de la santé pour déterminer le traitement approprié.

En résumé, la respiration en quatre temps est une technique simple et efficace de respiration qui peut aider à réduire le stress, favoriser la relaxation et améliorer la concentration. Cette technique peut être pratiquée à tout moment de la journée pour aider à gérer le stress et les situations stressantes.

La respiration en quatre temps est une technique de respiration simple qui peut être pratiquée par n'importe qui, n'importe où et à tout moment de la journée. Cette technique ne nécessite aucun équipement spécial et peut être pratiquée assis ou debout, à la maison, au travail ou en déplacement.

La respiration en quatre temps peut être particulièrement utile pour les personnes qui éprouvent du stress ou de l'anxiété dans leur vie quotidienne, y compris les étudiants, les professionnels, les sportifs et les personnes qui risquent de troubles de l'humeur ou de problèmes de santé mentale.

Il est important de noter que la respiration en quatre temps ne doit pas être utilisée comme traitement unique pour les problèmes de santé mentale ou pour les troubles de l'humeur graves. Si vous éprouvez des problèmes de santé mentale, il est important de consulter un professionnel de la santé pour déterminer le traitement approprié.

En résumé, la respiration en quatre temps peut être pratiquée par n'importe qui, n'importe où et à tout moment de la journée. Cette technique peut être particulièrement utile pour les personnes qui éprouvent du stress ou de l'anxiété dans leur vie quotidienne, mais ne doit pas être utilisée comme traitement unique pour les problèmes de santé mentale graves.

Quatre règles pour bien respirer.

Il existe plusieurs règles de base pour bien respirer, voici quatre règles simples à suivre :

1. Respirer par le nez : vous respirez, essayez de le faire lorsque par le nez plutôt que par la bouche. Le nez est conçu pour filtrer, réchauffer et humidifier l'air avant qu'il n'atteigne les poumons, ce qui peut aider à prévenir l'irritation des voies respiratoires et à améliorer la qualité de l'air que vous respirez.

2. Respirer profondément : La respiration profonde peut aider à augmenter la quantité d'oxygène dans le corps et à favoriser la relaxation. Pour respirer profondément, gonflez votre ventre en inspirant et videz votre ventre en expirant lentement.

3. Respirer lentement : Respirer lentement peut aider à réduire le stress et l'anxiété

en ralentissant le rythme cardiaque et en favorisant la relaxation. essayez de prendre des respirations lentes et régulières pour aider à calmer l'esprit et le corps.

4.Respirer régulièrement : Il est important de respirer régulièrement et de maintenir un rythme de respiration régulier pour éviter les essoufflements et les fluctuations de la pression artérielle. essayez de prendre des respirations régulières et de maintenir un rythme de respiration confortable et naturel.

En résumé, les règles de base pour bien respirer comprennent la respiration par le nez, la respiration profonde, la respiration lente et régulière et la respiration régulière. Ces règles simples peuvent aider à améliorer la qualité de votre respiration, à réduire le stress et à favoriser la relaxation.

La respiration est l'un des processus les plus importants du corps humain et elle joue un rôle essentiel dans notre santé et notre bien-être. Une respiration efficace peut aider à augmenter la quantité d'oxygène dans le corps, à réduire le stress, à améliorer la qualité de l'air que nous respirons et à favoriser la relaxation.

Il existe de nombreuses techniques de respiration différentes, notamment la respiration profonde, la respiration en quatre temps, la respiration diaphragmatique, la respiration alternée et la respiration consciente, qui peuvent être utilisées pour aider à améliorer la respiration et à favoriser la relaxation.

En plus de ces techniques de respiration, il est également important de prendre des mesures pour réduire l'exposition aux poisons, de faire de l'exercice régulièrement, de manger une alimentation saine et équilibrée et de pratiquer des techniques de relaxation telles que le massage et l'hydromassage.

En pratiquant une respiration efficace et en prenant soin de notre corps de manière globale, nous pouvons améliorer notre santé et notre bien-être, réduire le stress et favoriser la relaxation pour vivre une vie plus heureuse et plus saine.

En conclusion, les diverses formes de massage offrent de nombreux bienfaits pour la santé et le bien-être. Le massage peut aider à réduire le stress, à soulager la douleur, à améliorer la circulation sanguine, à favoriser la relaxation, à renforcer le système immunitaire, à améliorer la qualité de sommeil, à favoriser le stress et à améliorer la santé de la peau .

Il existe de nombreuses techniques de massage différentes, notamment le massage suédois, le massage thaïlandais, le massage shiatsu, le massage sportif, le massage aux pierres chaudes, le massage aux huiles essentielles, le massage lymphatique et le massage ayurvédique. Chaque technique de massage a ses propres avantages et peut être adaptée aux besoins individuels de chaque personne.

Il est important de noter que le massage ne doit pas être utilisé comme traitement unique pour les problèmes de santé graves et que chaque personne doit consulter un professionnel de la santé avant de commencer tout type de traitement. Cependant, lorsque pratiqué de manière appropriée et par un professionnel qualifié, le massage peut être une méthode efficace et agréable pour améliorer la santé et le bien-être.

En plus des techniques de massage traditionnelles, il existe également de nouvelles technologies qui peuvent aider à améliorer les effets du massage, telles que les appareils de massage électriques, les appareils de massage par vibration et les appareils de massage à air comprimé. Ces appareils peuvent être utilisés pour cibler des zones spécifiques du corps, améliorer la circulation sanguine et réduire la douleur et la tension musculaire.

Il est important de choisir une technique de massage qui convient à vos besoins individuels et de consulter un professionnel de la santé avant de commencer tout type de traitement. Que vous choisissiez une technique de massage traditionnelle ou que vous optiez pour une nouvelle technologie de massage, le massage peut être un moyen efficace et agréable de prendre soin de votre corps et de favoriser votre bien-être global.

Le sujet du massage et de la respiration, il pourrait être utile de subir l'importance de prendre soin de notre corps et de notre esprit dans notre vie quotidienne. La vie moderne est souvent stressante et exigeante, ce qui peut avoir un impact négatif sur notre santé et notre bien-être. Le massage et la respiration sont deux techniques simples mais puissantes qui peuvent aider à améliorer la santé et le bien-être, en absorbant le stress, en favorisant la relaxation et en améliorant la qualité de vie.

Il peut également être utile de fournir que ces techniques ne sont pas des solutions miracles et qu'elles ne doivent pas être utilisées comme traitement unique pour les problèmes de santé graves. Cependant, en pratiquant régulièrement des techniques de massage et de respiration, nous pouvons améliorer notre santé physique et mentale, réduire le stress et favoriser la relaxation, ce qui peut avoir des effets bénéfiques sur tous les aspects de notre vie.

En résumé, la préface pourrait souligner l'importance de prendre soin de notre corps et de notre esprit dans notre vie quotidienne et présenter le massage et la respiration comme deux techniques simples mais efficaces pour améliorer notre santé et notre bien-être.

La vie moderne peut être stressante et exigeante, ce qui peut avoir un impact négatif sur notre santé et notre bien-être. Pourtant, prendre soin de notre corps et de notre esprit est essentiel pour mener une vie saine et heureuse. Le massage et la respiration sont deux techniques simples mais puissantes qui peuvent nous aider à atteindre cet objectif.

Le massage est une technique ancienne qui peut aider à réduire le stress, à soulager la douleur et la tension musculaire, à améliorer la circulation sanguine et à favoriser la relaxation. Il existe de nombreuses techniques de massage différentes, chacune ayant ses propres avantages et adaptée aux besoins individuels de chaque personne.

De même, la respiration est un processus essentiel à la vie qui peut être utilisé comme une technique de relaxation pour réduire le stress et favoriser la relaxation. Il existe de nombreuses techniques de respiration différentes, chacune ayant ses propres avantages et pouvant être adaptée aux besoins individuels de chaque personne.

Il est important de noter que le massage et la respiration ne doivent pas être utilisés comme traitement unique pour les problèmes de santé graves et qu'il est important de consulter un professionnel de la santé avant de commencer tout type de traitement. Cependant, en pratiquant régulièrement des techniques de massage et de respiration, nous pouvons améliorer notre santé physique et mentale, réduire le stress et favoriser la relaxation, ce qui peut avoir des effets bénéfiques sur tous les aspects de notre vie.

En résumé, le massage et la respiration sont deux techniques simples mais efficaces pour prendre soin de notre corps et de notre esprit dans notre vie quotidienne. Cette préface met en lumière leur importance et peut encourager les lecteurs à explorer ces techniques pour améliorer leur santé et leur bien-être.

Il existe de nombreux exercices que vous pouvez faire pour vous détendre et vous préparer pour un massage. Voici quelques exemples :

1.Étirez-vous : Avant un massage, étirez-vous pour aider à détendre les muscles et à améliorer la circulation sanguine. Vous pouvez faire des étirements simples comme les étirements des bras et des jambes, les étirements du cou et des épaules, ou les étirements du dos.

2.Respirez profondément : La respiration profonde peut aider à augmenter la quantité d'oxygène dans le corps et à favoriser la relaxation. Pour respirer profondément, gonflez votre ventre en inspirant et videz votre ventre en expirant lentement.

3.Pratiquez la relaxation musculaire progressive : La relaxation musculaire progressive est une technique de relaxation qui implique de contracter et de relâcher les muscles du corps progressivement. Pour pratiquer cette technique, évitez par contracter les muscles d'un groupe de muscles, comme les muscles de vos pieds, et libérez la contraction pendant quelques secondes, puis relâchez lentement les muscles.

4.Faites des exercices de méditation : La méditation peut aider à calmer l'esprit et à favoriser la relaxation. Vous pouvez pratiquer la méditation assis ou allongé, en vous concentrant sur votre respiration ou en utilisant des techniques de visualisation pour aider à calmer l'esprit.

5.Prendre un bain chaud : Prendre un bain chaud avant un massage peut aider à détendre les muscles et à favoriser la relaxation.

Il est important de noter que ces exercices ne doivent pas être utilisés comme traitement unique pour les problèmes de santé graves et qu'il est important de consulter un professionnel de la santé avant de commencer tout type de traitement. Cependant, en pratiquant régulièrement ces exercices, vous pouvez améliorer votre santé physique et mentale, réduire le stress et favoriser la relaxation, ce qui peut avoir des effets bénéfiques sur tous les aspects de votre vie.